SITZUNGSBERICHTE DER DEUTSCHEN AKADEMIE
DER WISSENSCHAFTEN ZU BERLIN

Klasse für medizinische Wissenschaften
Jahrgang 1950 Nr. 2

CARL V. EICKEN

ZUR GESCHICHTE DER DIREKTEN UNTERSUCHUNGSMETHODEN DER OBEREN LUFT- UND SPEISEWEGE

1950

AKADEMIE-VERLAG BERLIN

Vorgetragen in der Gesamtsitzung vom 9. 3. 1950
Zum Druck genehmigt am gleichen Tage, ausgegeben am 15. 7. 1950

Erschienen im Akademie-Verlag GmbH., Berlin NW 7, Schiffbauerdamm 19
Lizenz-Nr. 156 · 100/40/50
Druck: Deutsche Wertpapier-Druckerei (M 301) Leipzig
Bestell- und Verlagsnummer: 2010/II/2
Preis: 1,— DM

Zur Geschichte der direkten Untersuchungsmethoden der oberen Luft- und Speisewege

Im Vorwort zu seinem im Jahre 1905 erschienenen Lehrbuch der Ösophagoskopie schreibt HUGO STARCK: „Die wesentlichsten Fortschritte, welche die gesamte medizinische Wissenschaft in den letzten 50 Jahren zu verzeichnen hat, liegen ganz zweifellos auf technischem Gebiet." Und weiter: „Unser Bestreben, die Körperhöhlen dem Auge sichtbar zu machen, fand eine wirksame Förderung nur durch Vervollkommnung der Technik, nur durch sie konnte eine Zystoskopie, Laryngoskopie, Otoskopie usw. ihre heutige Bedeutung erlangen."

Der in London lebende spanische Gesangslehrer MANUEL GARCIA war der erste, dem es im Jahre 1854 gelang, ein Bild seines eigenen Kehlkopfes zu gewinnen. Als Lichtquelle diente ihm eine Petroleumlampe. Mit einem von einem Zahnarzt geborgten Planspiegel, den er sich selbst tief in die Mundhöhle einführte, konnte er in einem Gegenspiegel den Kehlkopf einstellen und die Bewegungen seiner Stimmbänder in Ruhelage und bei der Phonation beobachten. Dabei interessierten ihn vor allem die Veränderungen, die er bei Bruststimme, Kopfstimme sowie dem plötzlichen Stimmbandschluß (Coup de glotte) sah.

Die Publikation seiner Entdeckung fand in London zunächst wenig Resonanz. Erst 3 Jahre später hielt TÜRK, der von der

Entdeckung GARCIAs nichts wußte, in der Gesellschaft der Ärzte in Wien einen Vortrag über seine ersten laryngoskopischen Versuche an Kranken. Der Physiologe CZERMAK machte in der Diskussion darauf aufmerksam, daß GARCIA diese Methode durch Versuche an sich selbst schon erprobt habe. TÜRK und CZERMAK wetteifern nun am Ausbau der Methode, und wir verehren in diesen beiden Männern die Väter der klinischen Laryngologie.

Es lag nahe, sich die Frage zu stellen, ob man nicht auch die Gegend hinter dem Kehlkopf, den untersten Teil des Schlundes und die Speiseröhre inspizieren könne; es würde zu weit führen, alle die zahlreichen Versuche, die in dieser Richtung angestellt wurden, darzustellen; ich kann darauf verzichten, zumal STARCK darüber eine ausgezeichnete Zusammenstellung gegeben hat.

Der berühmte Internist KUSSMAUL war im Jahre 1868 der erste, dem es glückte, in die Speiseröhre zu sehen. Er hatte einen Schwertschlucker auf dem Jahrmarkt in Freiburg/Br. seine Kunst produzieren sehen und ließ sich diesen Künstler in seine Klinik kommen. Mit geraden starren Röhren, die mit einem Mandrin versehen waren, ging er in die Speiseröhre ein; als Lichtquelle diente ihm die von dem Pariser DÉSSORMEAUX angegebene Lampe, eine mit einer optischen Vorrichtung zur Konzentrierung des Lichtes versehene Petroleumlampe. Der Versuch glückte vollständig, und die Assistenten und Wärter KUSSMAULs boten sich als weitere Versuchsobjekte an; KUSSMAUL fand, daß alle normal gebauten Menschen der Methode zugänglich seien. Er konnte auch bei einem Kranken ein in der Höhe der Bifurkation der Luftröhre gelegenes Karzinom der Speiseröhre diagnostizieren. KUSSMAULs Entdeckung aber geriet in Vergessenheit; er selbst verfolgte die Methode nicht weiter. Offenbar befriedigte ihn die primitive Beleuchtung nicht recht. Der bekannte BILLROTH-Schüler

v. MICULICZ verwandte ebenfalls gerade, starre Rohre, verbesserte die Beleuchtungstechnik und bildete ein umfangreiches Instrumentarium aus, mit dem er nicht nur zahlreiche Fremdkörper aus der Speiseröhre entfernte, sondern auch mannigfache pathologische Zustände dieses Organes dem Auge erschloß. Er gilt jetzt allgemein als der Begründer der Ösophagoskopie. Sein Mitassistent v. HACKER lieferte weitere zahlreiche Beiträge und sorgte dadurch für die weitere Verbreitung der neuen Methode. Auch die Namen WALDENBURG und ROSENHEIM, beides Berliner Ärzte, und KILLIAN seien hier genannt.

Ein weiterer Fortschritt wurde von den Laryngologen getan. So entfernte VOLTONI, Breslau, aus der Tiefe der Luftröhre eines Kindes von der Luftröhrenfistel aus ein Stückchen Nußschale unter Kontrolle des Auges, nachdem er einen Trichter in diese unter entsprechender Beleuchtung eingeführt hatte. Den gleichen Weg beschritt der Wiener Kliniker LEOPOLD v. SCHRÖTTER und vor allem sein Schüler PIENIAZEK, der später in Krakau lebte. Von der Tracheotomiewunde aus extrahierte er eine ganze Reihe von Fremdkörpern aus der Luftröhre und den Bronchien. Es glückte ihm auch mehrfach, diphtherische Membranen aus diesen Tiefen zu entfernen und so die fast erstickenden Kinder zu retten. Er bemerkte, daß man in den rechten Hauptbronchus weit hineinschauen und die Bifurkation zwischen Mittellappen- und Unterlappenbronchus und in diesem weitere Teilungstellen sehen könne. Von der linken Bronchialwand jedoch sah er die mediale Zirkumfarenz der ersten beiden Bronchialringe unterhalb der Bifurkation, was mit dem steileren Abgang des linken Bronchus von der Luftröhre zusammenhängt. Aber auch aus diesem Bronchus konnte er mit gebogenen Instrumenten einige Fremdkörper entfernen.

Die Methode der Ösophagoskopie wurde schon vor einer ganzen Reihe von Ärzten geübt, als im Jahre 1895 in Berlin ein

Assistent der Poliklinik SENATORs namens KIRSTEIN eine zufällige Beobachtung seines Mitassistenten Prof. ROSENHEIM aufgriff, der einmal mit seinem Ösophagoskop bei einem kokainisierten Patienten in der Luftröhre statt in der Speiseröhre gelandet war. Das gleiche war auch v. HACKER, wie sich später herausstellte, zugestoßen, und in Kursen hatte er darauf aufmerksam gemacht, daß man mit einem geraden Rohr auch in die Luftröhre vordringen könne. Irgendwelche besonderen Konsequenzen hatte er aber daraus nicht gezogen.

KIRSTEIN legte sich die prinzipiell wichtige Frage vor, ob es nicht möglich sei, absichtlich mit einem geraden starren Rohr in die Luftröhre einzudringen. Es zeigte sich, daß dies nach Kokainisieren des Kehlkopfes gelang. Sein Streben war nun darauf gerichtet, die direkte Methode zu einer Konkurrenzmethode der Laryngoskopie auszubauen; in der Verwendung von Kokain sah er einen prinzipiellen Nachteil, da die Laryngoskopie mit dem Spiegel meist ohne Kokain glückte. Er verließ das Prinzip des Rohres und benützte flache Spatel, die er tief in die Weichteile des Zungengrundes möglichst unter Vermeidung der Kokainisierung eindrückte, und schuf so die direkte Laryngoskopie, eine Methode, die er Autoskopie nannte. Ohne Kokainisierung war beim Erwachsenen ein vollständiger Einblick in den Kehlkopf aber nur in 25% der Fälle zu gewinnen, bei der Hälfte zeigten sich nur die hinteren Teile der Stimmbänder, bei 25% versagte die Methode gänzlich. Viel leichter läßt sich bei kleinen Kindern die direkte Methode verwenden, bei denen die Laryngoskopie mit dem Spiegel auf große Schwierigkeiten stößt. Den Weg in die Tiefe der Luftröhre vernachlässigte KIRSTEIN völlig; er warnte sogar vor der Einführung von Rohren in die Tiefe der Trachea, wo die Hauptschlagader des Körpers, die Aorta, der Luftröhrenwand so dicht anliege, wie die Radialarterie am Vorderarm, wo der Arzt den Puls fühlt.

Einen großen Schritt vorwärts tat dann KILLIAN, der sich vor die Aufgabe gestellt sah, ein Knochenstückchen, das er bei einem erwachsenen jungen Mann mit dem Kehlkopfspiegel im Anfangsteil des rechten Hauptbronchus gesehen hatte, auf natürlichem Wege zu entfernen. Er ging durch den kokainisierten Kehlkopf mit einem Ösophagoskop bis an den Fremdkörper heran, faßte ihn mit einer langen schlanken Zange und beförderte ihn glücklich zutage (1897). Die Veröffentlichung des Falles übertrug er seinem Assistenten KOLOFRATH.

Dieser Erfolg ließ KILLIAN nicht ruhen. Er studierte die Frage, ob es nicht möglich sei, die winklig von der Achse der Luftröhre abgehenden Bronchien und deren weitere Abzweigungen durch Streckung des winkligen Weges in eine Gerade zu verwandeln.

Die Tatsache, daß durch große Flüssigkeitsansammlungen im Pleuraraum die Gebilde des Mediastinums oft stark verdrängt werden nach der einen oder anderen Seite, sowie die Überlegung, daß die Bronchien in einem elastischen Gewebe eingebettet und selbst in hohem Maße elastisch sind, ermutigten ihn zu der Einführung von starren Rohren, mit denen die Bronchien in eine Achse gebracht werden. Die ersten Versuche machte er an Kranken mit Luftröhrenfisteln, danach aber auch an normalen Menschen auf natürlichem Wege durch den Mund und Kehlkopf hindurch und fand, daß dies ohne jede Schädigung möglich sei. Diese Methode von KILLIAN „Bronchoskopie“ genannt, brachte er auf der Tagung Süddeutscher Laryngologen 1898 zur Kenntnis und veröffentlichte die ersten drei Fremdkörperfälle, in denen es ihm gelungen war, mit dem neuen Verfahren Fremdkörper aus der Tiefe der Bronchien herauszuholen. Rauschender Jubel seiner Kollegen wurde KILLIAN zuteil, war doch Neuland entdeckt, das ungeahnte Perspektiven eröffnete.

Auf mich, der als Kandidat der Medizin an dieser Versammlung teilnahm, machte KILLIANs Vortrag einen tiefen Eindruck. Zwei Jahre nach dieser denkwürdigen Sitzung hatte ich das Glück, bei KILLIAN Assistent zu werden und durfte teilnehmen an dem Ausbau der jungen Methode. Jeder neue Fall stellte neue Probleme, galt es doch zu überlegen, welche Schädigungen der Eindringling gemacht haben könne, wie er am besten greifbar sei und welche Gefahren bei seiner Entfernung drohten. Es entstand ein umfangreiches Instrumentarium, das der sehr verschiedenen Körpergröße vom Kleinkind bis zum Erwachsenen angepaßt werden mußte. Es wurden feine, spitze Krallenzangen gebaut, um dem Instrument ein sicheres Fassen des Fremdkörpers zu ermöglichen. Für weiche Fremdkörper wie Bohnen und Erbsen, die durch längeres Verweilen im Bronchus erweicht waren, mußten Zangen mit löffelartigen Branchen angefertigt werden; für Hohlkörper, wie Bleistifthülsen, Fragmente von Trachealkanülen, wurden Zangen gebaut, die sich bei der Einführung in den Hohlkörper öffneten, um Halt an der Innenfläche der Fremdkörper zu gewinnen. Ganz besondere Schwierigkeiten machten harte Fremdkörper mit scharfen Vorsprüngen, namentlich wenn sie schon wochen- oder gar monatelang im Bronchus gesteckt, die Bronchialwand geschädigt, bei der Berührung leicht blutende Granulation oder mehr oder weniger derbe bindegewebige Schwarten ausgelöst hatten, von denen der Fremdkörper umschlossen war.

Wie ein Drama liest sich ein Artikel, den KILLIAN zusammen mit BRÜNINGS veröffentlichte. Ein Epileptiker hatte einen großen Tapeziernagel mit scharfrandigem Kopf im Munde gehalten, als er, von einem Anfall überrascht, von der Leiter stürzte. Der Fremdkörper war mit dem Kopf voraus tief in den rechten Hauptbronchus geraten, wo er die Bronchialwand schädigte und eine etwa 2 cm lange Narbenstenose erzeugte. Der Patient kam erst viele Monate nach dem Unglücksfall zu KILLIAN. Aus der Stenose ragte der Schaft des Nagels einige Millimeter hervor und konnte leicht gefaßt werden. Beim Zug nach oben folgte er aber nicht, die Zange glitt ab. Zahlreiche, sehr komplizierte Instrumente mußten erst ersonnen und gebaut werden, mit denen es endlich gelang, die Verengung so weit zu dehnen, daß der Fremdkörper flott wurde und ohne weitere Schädigungen aus der Tiefe der Lunge entfernt werden konnte. Peripher von dem Nagelkopf hatte sich die rechte Lunge in ein System von Kavernen verwandelt, aus denen sich massenhaft eitriges Sekret entleerte. Nach der Entfernung des Fremdkörpers mußte die Stenose noch längere Zeit mit hohlen Röhrchen, die eine wellige Oberfläche hatten, in die Stenose selbst vorgeschoben werden, um diese zu dilatieren. Der Patient wurde schließlich so weit hergestellt, daß er als Posaunenbläser bei der Heilsarmee eintrat.

Die außerordentliche Anregung, die KILLIAN der wissenschaftlichen Welt gab, kam dadurch zum Ausdruck, daß Ärzte aus aller Herren Länder nach Freiburg strömten, um die neue Methode kennenzulernen. Ein englischer Kollege nannte Freiburg sehr treffend einmal „das Mekka der Laryngologie".

In den ersten Jahren des 20. Jahrhunderts nahm die Zahl der erfolgreichen Fremdkörperentfernung nur allmählich zu, schwoll dann aber gewaltig an. Schon vor über 25 Jahren konnte ich aus der Literatur über mehr als 700 Fremdkörperextraktionen berichten, und die Zahl der bis jetzt extrahierten Fälle ist gar nicht mehr zu übersehen. Es kommt hinzu, daß sich viele von ihnen der allgemeinen Kenntnis entziehen, weil Veröffentlichungen einzelner Fälle kaum jemals etwas Neues bieten. Sicher hat man früher gar nicht daran gedacht, daß Fremdkörper so häufig aspiriert werden, wie es tatsächlich der Fall ist.

Es dürfte nicht ohne Interesse sein, daß PREOBRASCHENSKI in den 90er Jahren des vorigen Jahrhunderts eine Statistik aufstellte über alle in der Literatur veröffentlichten Fremdkörper aus den Jahren 1809 bis 1891. Es waren im ganzen 160 Fälle, die meist Beobachtungen am Sektionstisch betrafen. Eine Doktordissertation von POHL aus Breslau führte diese Statistik bis zum Jahre 1902 weiter und berichtet über 61 neue Fremdkörper in diesen 11 Jahren. Der berühmte Bronchoskopiker CHEVALIER JACKSON, früher in Pittsburg, jetzt Professor in Philadelphia, der sich sehr große Verdienste um die Entwicklung der Technik der Bronchoskopie erwarb, kann für seine Person allein auf über 2000 Bronchoskopien zurückblicken. Nicht unerwähnt bleibe, daß JACKSON sein erstes größeres Werk GUSTAV KILLIAN, „dem Vater der Bronchoskopie", widmete.

Bei den vorhin erwähnten 700 Fremdkörpern, die ich im Jahre 1912 zusammenstellen konnte, kam es mir auch darauf an, herauszufinden, inwieweit das *Röntgenbild* zur Klärung der Diagnose beitragen kann. Sehr viele der Eindringlinge geben ja infolge ihrer geringen Dichte keinen Schatten; aber auch schattengebende Fremdkörper wie metallische Gegenstände und Knochen werden zuweilen im Röntgenbilde nicht sichtbar, wenn sie hinter dem Herzschatten verborgen liegen oder das umgebende entzündlich veränderte und verdichtete Gewebe sie nicht recht zur Darstellung bringen läßt. Durch das Einfließenlassen von Jodipin und ähnlichen Kontrastmitteln kann man Stenosen der Bronchien, die durch einen Fremdkörper hervorgerufen sind, leicht zur Darstellung bringen. Eine sehr verfeinerte Diagnostik brachte aber die Methode der Schichtaufnahmen, mit denen man Fremdkörper erkennen kann, die bei der einfachen Aufnahme unauffindbar sind.

Der Bronchoskopie selbst stellen sich oft große Schwierigkeiten entgegen, wenn sich in dem durch den Fremdkörper abgeschlossenen Gebiet schwere entzündliche Veränderungen des Lungengewebes und Erweiterungen des Bronchialbaumes — bronchiektatische Kavernen — gebildet haben. Das Gesichtsfeld ist dann vielfach von Schleimeitermassen derartig überflutet, daß die Auffindung des Fremdkörpers größte Schwierigkeiten macht. Beim Verschlucken bzw. der Aspiration von

Fleischbrocken, denen Knochenteile anhaften, kann es vorkommen, daß gleichzeitig zwei Knochenstückchen in den Bronchialbaum geraten. In einem derartigen Fall hustete eine Patientin einmal ein Knochenfragment aus, die entzündlichen Erscheinungen im linken Unterlappen klangen aber nicht ab, und bei der Bronchoskopie war das Gesichtsfeld dauernd von Eitermassen überschwemmt, so daß ich zunächst weitere Extraktionsversuche aufgab. Erst als die Schichtaufnahme klar erwies, daß noch ein Knochenstück im Bronchus tief verborgen lag, nahm ich eine weitere Bronchoskopie vor und ruhte nicht eher, bis ich den Fremdkörper erkannt und extrahiert hatte. — In einem anderen Fall waren ebenfalls zwei Knochensplitter in den Bronchus geraten und hatten ähnliche Entzündungen des Lungengewebes ausgelöst. Ohne zu wissen, daß zwei Fremdkörper sich in der Tiefe befanden, nahm ich die Bronchoskopie vor und konnte den einen Eindringling entfernen. Aber auch in diesem Fall klangen die Reizerscheinungen nicht ab, und erst die Schichtaufnahme bewies, daß noch ein zweites Fragment in einem Unterlappenbronchus steckte. Bei einer erneuten Bronchoskopie habe ich mich unermüdlich mit Absaugen und Abtupfen des Bronchialbaumes förmlich abgequält, bis ich den zweiten Fremdkörper sichten und entfernen konnte. Mit Nadeln und nadelähnlichen Instrumenten, wie z. B. die von den Zahnärzten benutzten KERRschen Nadeln, die nur einen sehr geringen Durchmesser haben und die dadurch in sehr weit peripher gelegene kleine Bronchien hineingeraten, hat man seine liebe Not. Man muß trichterförmig sich verengende Vorschieberohre durch das Hauptrohr möglichst in die Nähe der kleinen Bronchialäste bringen und diese systematisch absuchen. Dabei ist das Gesichtsfeld sehr klein, und nicht immer gelingt es, die Fremdkörper aufzufinden. JACKSON hat für derartige Fälle zwei senkrecht zueinander stehende Fluoroskope angewandt, mit deren Hilfe es ihm gelang, sich mit ganz langen dünnen Zängelchen den Fremdkörpern vorsichtig tastend zu nähern und sie zu fassen. Für querstehende Nadeln fertigte JACKSON Instrumente an, mit denen die Nadeln im Bronchus eingeknickt und dann entfernt wurden.

Nicht unerwähnt lassen möchte ich, daß die sehr verfeinerte Technik der Bronchoskopie auch der Ösophagoskopie von Nutzen wurde. Nur ein Abschnitt des Speiseweges erwies sich für die Untersuchung mit dem Rohr als wenig geeignet, die Gegend nämlich hinter dem Kehlkopf, also der unterste Teil des Hypopharynx. Hier hat die Führung des Rohres noch keine rechte Stabilität, diese tritt erst ein, wenn es ein Stück weit in die Speiseröhre vorgeschoben ist. Beim Zurückziehen verliert es wieder seine stetige Führung und wird leicht durch eine Kopfbewegung des Patienten aus dem Hypopharynx verdrängt. Besonders gefährlich ist dieses Manöver bei den nicht seltenen Karzinomen dieser Gegend. V. MICULICZ hatte zwei mit diesem Leiden behaftete Patienten durch Perforationen der Wandungen des Speiseweges mit dem Rohre verloren und warnt vor Anwendung der Ösophagoskopie, wenn ein Karzinom vermutet wird.

Die von mir erdachte Methode der indirekten Hypopharyngoskopie füllte diesen Notstand einigermaßen aus. Mittels eines Hebels, den man unterhalb der Stimmbänder des kokainisierten Kehlkopfes ansetzt, gelingt es, bei vorgebeugtem Kopf und entspannter Muskulatur des Halses den Kehlkopf so weit von der Wirbelsäule abzuheben, daß man einen Einblick in das Gebiet hinter den Kehlkopf gewinnt. Dabei dienen die Zähne des Oberkiefers und bei Zahnlosen der Oberkiefer selbst als Hypomochleon. Man kann damit nicht nur Karzinome diagnostizieren sondern auch Fremdkörper erkennen und mit gebogenen Zangen herausbefördern. Diese Methode wurde für KILLIAN der Anlaß, an einer in Rückenlage gebrachten Leiche Bilder vom Hypopharynx darstellen zu lassen. Er benützte dazu einen Spatel, der rechtwinklig von einem starren Metallstab abbog und dessen oberes Ende hakenförmig gekrümmt war. Der Spatel wurde auf den Zungengrund eingesetzt, der Haken an einem galgenförmigen Gerüst, das fest mit der Tischplatte verbunden war, aufgehängt, derart, daß der Kopf freischwebend über dem Tischende von dem Spatel getragen wurde. Der Kehlkopf und der Hypopharynx lagen nun frei zutage. Auch am Lebenden war diese Inspektionsweise möglich, und KILLIAN nannte das neue Verfahren „die Schwebelaryngoskopie".

SEIFFERT modifizierte das Verfahren dadurch, daß er den Stab winkelte und den Stützpunkt nicht mehr an dem Galgen, sondern auf dem Brustbein des Patienten suchte. Es wurde so der gleiche Effekt erzielt, wie bei KILLIANs Schwebelaryngoskopie. Mit beiden Methoden, von denen jetzt wohl nur noch die von SEIFFERT gebräuchlich ist, gelingt es, sowohl den Hypopharynx zu einem trichterförmigen Raum umzugestalten wie auch den Kehlkopfeingang dauernd einzustellen und Rohre nach Bedarf in die tieferen Abschnitte vorzuschieben. Das technisch nicht ganz leichte Einführungsmanöver langer Rohre wird dadurch in vielen Fällen sehr vereinfacht.

Bei quellbaren Fremdkörpern, wie Bohnen und Erbsen, bei denen man früher vielfach eine prophylaktische Tracheotomie machte, kann man jetzt bei der Anwendung des SEIFFERTschen Verfahrens diesen Eingriff vermeiden, da es leicht möglich ist, ein Rohr wieder durch die Stimmbänder in die Tiefe zu schieben, wenn bei der Extraktion der Fremdkörper zerbröckelt und nach den Resten gesucht werden muß.

Die wunderbaren Erfolge, die mit den neuen direkten Methoden bei der Fremdkörperbehandlung erzielt wurden, erschöpfen aber nicht ihre klinische Bedeutung. Sie werden heutzutage auch vielfach zur Erkennung von Stenosen, zur Lokalisation und Behandlung von Blutungen sowie Geschwürsbildung und zur Diagnostik von Geschwülsten im Tracheo-Bronchialbaum und der Umgebung verwandt.

Ich erwähnte vorher, daß während meiner Assistententätigkeit bei KILLIAN Ärzte aus der ganzen Welt in Freiburg zusammenströmten. Sie wurden in zahlreichen Kursen mit den neuen Methoden von mir und später von BRÜNINGS bekannt gemacht. Vielfach mußte ich die Kurse in englischer und französischer Sprache abhalten, manche Kurse auch derart, daß ich beide Sprachen von Satz zu Satz abwechselnd benutzte. Ich lernte damals wohl alle wissenschaftlich interessierten Laryngologen aller Herren Länder kennen, die begeisterte Anhänger der neuen Kunst wurden.

Im Jahre 1932 fand in Madrid der II. Internationale Oto-Laryngo-Rhinologen-Kongreß statt, dem ich namens der deutschen Fachkollegen die Einladung überbrachte, zum III. Internationalen Kongreß im Jahre 1936 nach Berlin zu kommen. Die Tatsache, daß die Einladung einstimmig angenommen wurde, darf ich wohl als Beweis der Dankbarkeit und Anerkennung der Leistung KILLIANs buchen.

Bei Fragen zur Produktsicherheit wenden Sie sich bitte an:
If you have any questions regarding product safety,
please contact:

Walter de Gruyter GmbH
Genthiner Straße 13
10785 Berlin
productsafety@degruyterbrill.com